Pilar Fernández-Villacañas Fernández
Anabel Herreros Fernández

Persistencia de secukinumab e ixekizumab en psoriasis

Pilar Fernández-Villacañas Fernández
Anabel Herreros Fernández

Persistencia de secukinumab e ixekizumab en psoriasis

Proyecto para la realización de dicho análisis

PUBLICIA

Imprint

Cover image: www.ingimage.com

Publisher:
PUBLICIA
is a trademark of
Dodo Books Indian Ocean Ltd. and OmniScriptum S.R.L publishing group

120 High Road, East Finchley, London, N2 9ED, United Kingdom
Str. Armeneasca 28/1, office 1, Chisinau MD-2012, Republic of Moldova, Europe
Managing Directors: Ieva Konstantinova, Victoria Ursu
info@omniscriptum.com

Printed at: see last page
ISBN: 978-620-9-16212-1

Persistencia de secukinumab e ixekizumab en psoriasis

RESUMEN

La psoriasis es una enfermedad inflamatoria crónica, inmunomediada, que suele requerir tratamientos prolongados, eficaces y bien tolerados a lo largo del tiempo. En los últimos años, los inhibidores de la interleucina 17, como secukinumab e ixekizumab, han demostrado una elevada eficacia en el tratamiento de la psoriasis moderada a grave, tanto en ensayos clínicos como en estudios de vida real. No obstante, diversos trabajos sugieren posibles diferencias en su persistencia terapéutica, entendida como el tiempo que un paciente permanece en tratamiento sin discontinuarlo, lo cual se considera un marcador indirecto de efectividad, tolerabilidad y satisfacción en la práctica clínica habitual.

Este trabajo propone un estudio observacional, retrospectivo, unicéntrico y longitudinal con el objetivo de comparar la persistencia terapéutica de secukinumab e ixekizumab en pacientes con psoriasis atendidos en un hospital de tercer nivel entre enero de 2017 y octubre de 2024. Los datos clínicos y farmacológicos se recogerán a partir de la historia clínica electrónica y de los registros del Servicio de Farmacia Hospitalaria. El análisis estadístico incluirá curvas de Kaplan-Meier para estimar la persistencia a 6, 12 y 24 meses, así como modelos de regresión de Cox para identificar los factores clínicos y demográficos asociados a la discontinuación del tratamiento.

Los resultados esperados permitirán generar evidencia local sobre el comportamiento de estos fármacos en condiciones reales, contribuyendo a mejorar la toma de decisiones clínicas y a personalizar la estrategia terapéutica en función del perfil del paciente.

Palabras clave: psoriasis, persistencia terapéutica, secukinumab, ixekizumab, estudio observacional, vida real.

LISTADO DE ABREVIATURAS

AAD: American Academy of Dermatology

DLP: Dislipemia

DLQI: Dermatology Life Quality Index

DM 2: Diabetes Mellitus tipo 2

EADV: European Academy of Dermatology and Venereology

EDF: European Dermatology Forum

HTA: Hipertensión Arterial

IL-17: Interleucina 17

IL-23: Interleucina 23

IMC: Indice de Masa Corporal

NICE: National Institute for Health and Care Excellence

PASI: Psoriasis Area and Severity Index

PDI: Psoriasis Disability Index

SFH: Servicio de Farmacia Hospitalaria

TFN- α: Factor de Necrosis Tumoral alfa

WHO: World Health Organization

Índice

1. INTRODUCCIÓN

1.1. PSORIASIS

La psoriasis es una enfermedad inflamatoria crónica, inmunomediada y multifactorial que afecta predominantemente a la piel, aunque con frecuencia se acompaña de manifestaciones sistémicas que la sitúan dentro del espectro de las enfermedades inflamatorias inmunomediadas (IMIDs, por sus siglas en inglés). Su fisiopatogenia se caracteriza por una activación desregulada del sistema inmune innato y adaptativo, con un papel central de las células T cooperadoras tipo 17 (Th17) y de las vías de señalización de citocinas proinflamatorias, entre las que destacan el factor de necrosis tumoral alfa (TNF-α), la interleucina 17 (IL-17) y la interleucina 23 (IL-23). Ilustración 1.

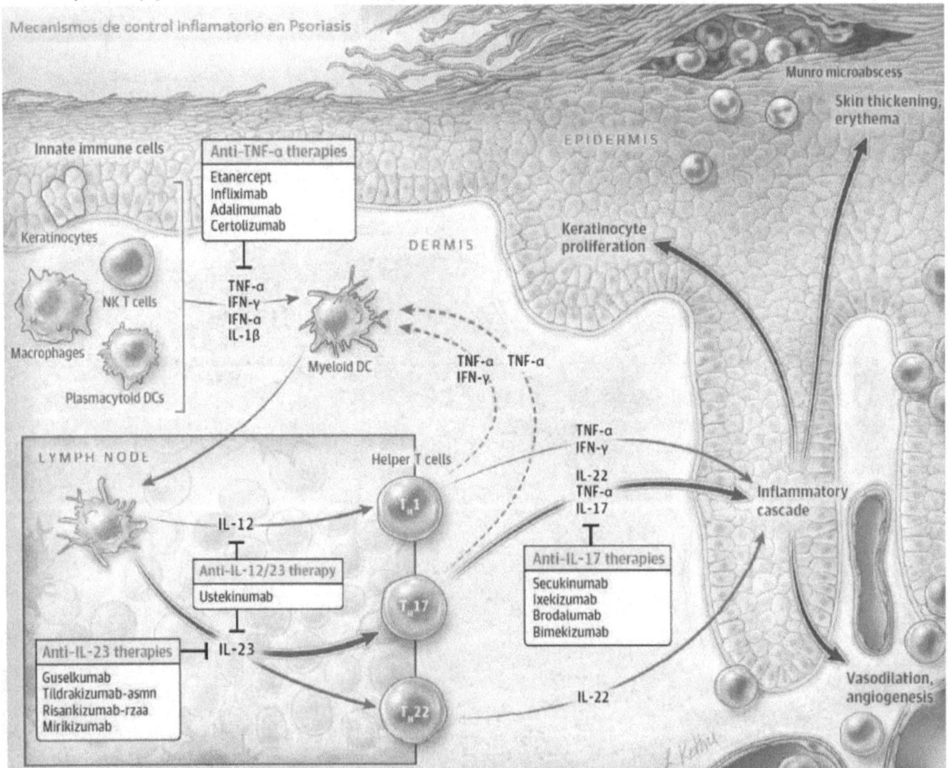

Ilustración 1. La fisiopatología de la psoriasis implica una activación retroalimentada excesiva del sistema inmune adaptado

El proceso inflamatorio se inicia con la activación de células dendríticas plasmocitoides y mieloides, que liberan interferón tipo I y citocinas como IL-12 e IL-23, promoviendo la diferenciación de linfocitos T hacia el fenotipo Th1 y Th17. Estas células, a su vez, secretan IL-17A, IL-17F, IL-22 y TNF-α, que actúan sobre los queratinocitos, induciendo su proliferación y la producción de péptidos antimicrobianos, quimiocinas y más citocinas proinflamatorias, estableciendo así un bucle de retroalimentación inflamatoria que perpetúa la lesión. Este mecanismo da lugar a la hiperproliferación epidérmica característica de la psoriasis, con acantosis, elongación de las crestas epidérmicas, parakeratosis y un infiltrado inflamatorio dérmico-epidérmico.

A nivel genético, la psoriasis presenta una fuerte agregación familiar y una heredabilidad estimada del 60–80%. Se han identificado más de 60 loci de susceptibilidad, siendo el más relevante el *PSORS1*, localizado en el complejo mayor de histocompatibilidad del cromosoma 6p21.3. En particular, el alelo *HLA-Cw6* se asocia con formas de inicio precoz y mayor severidad. Otros genes implicados incluyen *IL23R*, *IL12B*, *TNFAIP3* y *CARD14*, todos ellos relacionados con la regulación de la respuesta inmune e inflamatoria.

En cuanto a los factores desencadenantes y moduladores, se reconocen múltiples elementos ambientales que pueden precipitar o agravar los brotes: infecciones estreptocócicas, estrés psicológico, consumo de alcohol y tabaco, obesidad, traumatismos cutáneos (fenómeno de Koebner) y el uso de determinados fármacos como betabloqueantes, litio, antipalúdicos o interferones (1).

Desde un punto de vista epidemiológico, se estima que la psoriasis afecta entre el 2 % y el 3 % de la población mundial, con variaciones geográficas y étnicas. Su prevalencia es mayor en países del norte de

Europa y América del Norte, mientras que en zonas tropicales y en poblaciones africanas o asiáticas es relativamente menor. Afecta por igual a hombres y mujeres, y puede manifestarse a cualquier edad, aunque presenta dos picos de incidencia: uno entre los 20 y 40 años (tipo I, de inicio temprano) y otro entre los 50 y 60 años (tipo II, de inicio tardío) (2). Hasta un 30–40 % de los pacientes desarrollan artritis psoriásica (APs), una manifestación inflamatoria crónica que compromete articulaciones periféricas, entesis y columna vertebral. La APs puede ocasionar daño estructural irreversible y deterioro funcional significativo si no se diagnostica y trata precozmente (1).

El Psoriasis Area and Severity Index (PASI) es la herramienta más empleada para valorar la severidad de la psoriasis y la respuesta al tratamiento. Se trata de un índice compuesto que combina la extensión y gravedad de las lesiones (eritema, induración y descamación) en distintas áreas corporales (cabeza, tronco, extremidades superiores e inferiores). Alcanzar una puntuación de PASI 75, PASI 90 o PASI 100 indica lograr una reducción del 75%, 90% y 100% respectivamente respecto al valor basal, y se consideran umbrales relevantes para evaluar la eficacia clínica en ensayos y práctica habitual. Alcanzar un PASI 90 o superior se asocia con mejoras significativas en la calidad de vida del paciente (1).

Más allá del componente físico, la psoriasis conlleva un fuerte impacto emocional y funcional. El curso crónico, el estigma social asociado a las lesiones visibles, la pérdida de control sobre los brotes y el deterioro de la autoestima derivan frecuentemente en ansiedad, depresión e incluso aislamiento social. En la Tesis doctoral de Suárez Pérez, se documenta una alta prevalencia de síntomas ansioso-depresivos entre los pacientes con psoriasis, así como una relación entre el deterioro del estado emocional y la menor persistencia terapéutica. Esta carga psicológica ha sido confirmada por otros estudios nacionales que destacan la repercusión funcional y emocional de la enfermedad incluso en estadios moderados (2).

Instrumentos como el Dermatology Life Quality Index (DLQI) y el Psoriasis Disability Index (PDI) han demostrado su utilidad y validez para cuantificar el impacto que la psoriasis ejerce sobre la calidad de vida de los pacientes, convirtiéndose en herramientas esenciales tanto en la práctica clínica diaria como en la investigación. Su uso está ampliamente aceptado por sociedades científicas internacionales como la European Academy of Dermatology and Venereology (EADV), la American Academy of Dermatology (AAD) y la World Health Organization (WHO), que reconocen la importancia de incorporar medidas de resultado reportadas por los pacientes (*patient-reported outcomes*, PROs) en la evaluación integral de las enfermedades dermatológicas crónicas.

El DLQI (Dermatology Life Quality Index) fue desarrollado por Finlay y Khan en 1994 en la Universidad de Cardiff y es actualmente el cuestionario dermatológico más utilizado a nivel mundial. Está compuesto por 10 ítems que exploran el grado de afectación del paciente durante la última semana en seis dominios:

1. Síntomas y sentimientos,
2. Actividades diarias,
3. Ocio,
4. Trabajo y escuela,
5. Relaciones personales, y
6. Tratamiento.

Cada ítem se puntúa de 0 (nada) a 3 (mucho), dando una puntuación total que oscila entre 0 y 30 puntos, donde una puntuación más alta indica una mayor afectación de la calidad de vida. Según la interpretación propuesta por Finlay y Coles, los resultados pueden categorizarse de la siguiente forma:

- 0–1: Sin afectación,
- 2–5: Afectación leve,
- 6–10: Afectación moderada,
- 11–20: Afectación grave,
- 21–30: Afectación extremadamente grave.

El DLQI es un instrumento breve, de fácil aplicación y alta sensibilidad al cambio clínico, lo que permite detectar mejoras o empeoramientos del estado del paciente en respuesta al tratamiento. Numerosos estudios han demostrado una correlación directa entre la mejora del PASI y la reducción del DLQI, lo que refuerza su valor como medida complementaria de eficacia terapéutica desde la perspectiva del paciente. Además, se ha validado en más de 110 idiomas y adaptado culturalmente en múltiples países, incluido el contexto hispanohablante, mostrando excelentes propiedades psicométricas (consistencia interna con α de Cronbach > 0,9 y adecuada validez de constructo).

No obstante, a pesar de su amplia aceptación, el DLQI presenta limitaciones, como su reducido margen de sensibilidad en casos leves o su posible falta de precisión en enfermedades con síntomas fluctuantes. Además, algunos ítems pueden resultar ambiguos o culturalmente dependientes, lo que ha llevado al desarrollo de versiones revisadas como el DLQI-R, que ajusta la puntuación en función de las respuestas “no aplicable”, mejorando su interpretación.

Por su parte, el Psoriasis Disability Index (PDI) fue diseñado específicamente para pacientes con psoriasis por Finlay y Kelly en 1987, con el objetivo de valorar de manera más detallada el grado de discapacidad y limitación funcional derivado de la enfermedad. El PDI contiene 15 ítems distribuidos en cinco áreas: trabajo/escuela, actividades diarias, ocio, relaciones personales y tratamiento. Cada pregunta se puntúa también de 0 a 3, con una puntuación total que varía de 0 a 45, donde los valores más altos indican una mayor discapacidad.

A diferencia del DLQI, el PDI está centrado en la repercusión funcional y psicológica de la psoriasis, ofreciendo una perspectiva más específica sobre las limitaciones que la enfermedad impone en el desempeño cotidiano. Se ha demostrado que el PDI tiene buena fiabilidad test-retest y sensibilidad a los cambios clínicos, siendo útil tanto en estudios longitudinales como en ensayos clínicos de intervención.

Ambos cuestionarios — DLQI y PDI — constituyen herramientas complementarias, que aportan información crucial sobre el bienestar subjetivo del paciente, permitiendo evaluar el impacto global de la enfermedad más allá de las medidas clínicas tradicionales. Su incorporación en los protocolos de seguimiento favorece una atención centrada en el paciente, al integrar variables psicosociales y emocionales en la toma de decisiones terapéuticas.

En la actualidad, además de estos instrumentos clásicos, han surgido nuevas herramientas orientadas a captar de manera más precisa el impacto de la psoriasis en la calidad de vida, como el Psoriasis Quality of Life Questionnaire (Psoriasis QoL), el EuroQol-5D (EQ-5D) y el Patient Benefit Index (PBI). Estas escalas complementan la información aportada por el DLQI y el PDI, y permiten realizar evaluaciones más integrales en estudios comparativos y farmacoeconómicos.

En conjunto, la evidencia acumulada respalda el uso sistemático de medidas de calidad de vida en la evaluación de los pacientes con psoriasis, ya que proporcionan una comprensión más completa de la enfermedad y permiten valorar con mayor precisión el impacto de las intervenciones terapéuticas tanto en el ámbito clínico como en el psicosocial (1).

La enfermedad suele asociase a diversas comorbilidades sistémicas, como la obesidad, el síndrome metabólico, la diabetes mellitus tipo 2 (DM 2), la hipertensión arterial (HTA) o la dislipemia (DLP) (2). La presencia de estas condiciones no solo incrementa el riesgo cardiovascular del paciente, sino que también puede condicionar la respuesta y la duración de los tratamientos biológicos (1).

1.2. TRATAMIENTO

En las dos últimas décadas, los avances en el conocimiento de la inmunopatogenia de la psoriasis han transformado radicalmente su abordaje terapéutico, marcando el paso de tratamientos inespecíficos y globalmente inmunosupresores a terapias biológicas y moleculares altamente selectivas, dirigidas contra dianas inmunológicas específicas implicadas en la cascada inflamatoria. Esta evolución ha permitido no solo un control más eficaz y sostenido de la enfermedad cutánea y articular, sino también una mejora sustancial en la calidad de vida y el pronóstico a largo plazo de los pacientes. Hasta principios de los años 2000, el manejo de la psoriasis moderada o grave se basaba fundamentalmente en tratamientos sistémicos clásicos, como metotrexato, ciclosporina, acitretina o fototerapia (PUVA, UVB de banda estrecha). Aunque eficaces en muchos casos, estos tratamientos presentaban limitaciones importantes, entre ellas una toxicidad acumulativa, necesidad de monitorización estrecha y respuesta variable. La falta de especificidad inmunológica implicaba un riesgo elevado de efectos adversos hepáticos, renales o hematológicos, además de recaídas frecuentes tras la suspensión del tratamiento.

El cambio de paradigma comenzó con la identificación del eje TNF-α / IL-23 / IL-17 como ruta clave en la fisiopatología de la psoriasis. Este hallazgo permitió el desarrollo de fármacos biológicos, anticuerpos monoclonales o proteínas de fusión diseñadas para bloquear mediadores específicos de la respuesta inflamatoria (3). Los primeros agentes aprobados fueron los inhibidores del factor de necrosis tumoral alfa (anti-TNFα) — como infliximab, adalimumab y etanercept —, que demostraron un impacto significativo en la reducción de la severidad cutánea y en el control de la artritis psoriásica. Estos fármacos inauguraron la era biológica en dermatología, aportando una eficacia sin precedentes frente a los tratamientos convencionales y mejorando la calidad de vida de los pacientes. Sin embargo, su uso prolongado puede verse limitado por pérdida secundaria de respuesta, aparición de anticuerpos neutralizantes o efectos adversos relacionados con infecciones oportunistas y riesgo teórico de neoplasias.

Posteriormente, la aprobación del ustekinumab, un anticuerpo monoclonal humano dirigido contra la subunidad p40 compartida por las interleucinas IL-12 e IL-23, supuso un hito al ofrecer un mecanismo de acción más selectivo y un régimen de administración más cómodo (inyecciones subcutáneas trimestrales). Ustekinumab mostró altas tasas de respuesta clínica sostenida, con perfiles de seguridad favorables y menor riesgo inmunogénico que los anti-TNFα. Su introducción consolidó la relevancia del eje IL-23/Th17 como diana terapéutica principal en la psoriasis moderada y grave.

A partir de este punto, la investigación se orientó hacia el desarrollo de moléculas de nueva generación con mayor especificidad, eficacia y durabilidad. Entre ellas destacan los inhibidores selectivos de IL-23, como guselkumab, risankizumab y tildrakizumab, que bloquean la subunidad p19 exclusiva de IL-23, sin interferir con la IL-12. Esta selectividad permite una inhibición más precisa de la diferenciación y mantenimiento de las células Th17, responsables de la producción de IL-17A y otras citocinas proinflamatorias. Los ensayos clínicos pivotales han demostrado que estos agentes consiguen tasas de respuesta PASI 90 en más del 80% y PASI 100 en alrededor del 50% de los pacientes, con un perfil de seguridad excepcional y efectos duraderos incluso tras espaciar las dosis (4). En paralelo, los inhibidores de IL-17 — como secukinumab, ixekizumab y brodalumab — han adquirido un papel protagonista en el tratamiento de la psoriasis moderada a grave. Estas moléculas actúan neutralizando la IL-17A (secukinumab, ixekizumab) o su receptor (brodalumab), bloqueando así una de las citocinas efectoras finales más relevantes en la cascada inflamatoria. Estos agentes se caracterizan por una rápida respuesta clínica, con reducciones significativas del PASI en las primeras semanas de tratamiento, y por su alta capacidad de mantener la remisión a largo plazo. Estudios comparativos han mostrado que los inhibidores de IL-17 superan en eficacia a los anti-TNFα y ustekinumab, alcanzando tasas de PASI 90–100 superiores al 70%, cifras que representan una remisión casi completa en la mayoría de los pacientes.

El impacto de estas nuevas terapias ha sido tal que las guías clínicas internacionales — entre ellas las de la European Dermatology Forum (EDF), la American Academy of Dermatology (AAD) y el National Institute for Health and Care Excellence (NICE) — recomiendan actualmente los inhibidores de IL-17 e IL-23 como tratamientos de primera línea para las formas moderadas o graves de psoriasis, reservando los anti-TNFα y ustekinumab como alternativas en casos concretos o por disponibilidad (1,3).

Secukinumab es un anticuerpo monoclonal totalmente humano de tipo IgG1κ que se une de forma altamente selectiva a la interleucina 17A (IL-17A), neutralizando su interacción con el receptor IL-17RA/RC y bloqueando así la cascada inflamatoria mediada por las células Th17, considerada fundamental en la fisiopatología de la psoriasis. La inhibición de esta citocina reduce la proliferación anómala de queratinocitos y la expresión de mediadores proinflamatorios, restaurando progresivamente la integridad de la barrera epidérmica y disminuyendo la infiltración leucocitaria cutánea. (1). La autorización de comercialización de secukinumab se sustentó en los ensayos clínicos pivotales ERASURE y FIXTURE, ambos fase III, aleatorizados, doble ciego y controlados, que evaluaron su eficacia y seguridad en pacientes con psoriasis en placas moderada a grave. En el estudio ERASURE, el 81,6 % de los pacientes tratados con secukinumab 300 mg alcanzó una reducción del 75 % en el índice PASI (PASI 75) a la semana 12, frente al 4,5 % en el grupo placebo. En el ensayo FIXTURE, el 77,1 % de los tratados con secukinumab lograron PASI 75, en comparación con el 44 % de los pacientes tratados con etanercept, confirmando su superioridad estadística y clínica. (5). demás, los estudios de extensión a largo plazo (hasta 5 años) demostraron una eficacia sostenida y un perfil de seguridad estable. En dichos análisis, el 81,1 % de los pacientes que continuaron con la dosis de 300 mg mantuvieron una respuesta PASI 75, el 62,8 % alcanzaron PASI 90, y el 35,1 % lograron PASI 100 al quinto año de tratamiento, lo que evidencia una respuesta duradera y profunda en la mayoría de los pacientes. La incidencia de efectos adversos graves fue baja, predominando infecciones leves del tracto respiratorio superior, nasofaringitis y cefalea, sin aumento de eventos adversos graves con la exposición prolongada (6).

Por su parte, ixekizumab es un anticuerpo monoclonal humanizado de tipo IgG4 con una afinidad de unión más elevada a la IL-17A que secukinumab, lo que podría explicar su inicio de acción más rápido descrito en varios estudios comparativos. Al igual que secukinumab, bloquea la interacción de la IL-17A con su receptor, impidiendo la activación de queratinocitos y la liberación de mediadores inflamatorios (7). Su aprobación se basó en los ensayos pivotales UNCOVER-1, UNCOVER-2 y UNCOVER-3, todos ellos fase III, aleatorizados y controlados con placebo y etanercept. Los resultados mostraron tasas de respuesta PASI 75 superiores al 89 % a la semana 12, frente al 3,9 % con placebo y el 41,6 % con etanercept. Asimismo, el 70 % de los pacientes alcanzaron PASI 90, y cerca del 35 % lograron PASI 100, cifras que representan una remisión cutánea completa. Los análisis de extensión a largo plazo (UNCOVER-1 y UNCOVER-2) confirmaron la durabilidad del efecto terapéutico: tras cinco años de tratamiento continuo, el 81,9 % de los pacientes mantenían PASI 75, el 66,2 % PASI 90, y el 47,7 % PASI 100, sin aparición de nuevos problemas de seguridad (9).

Ambos fármacos han mostrado perfiles de seguridad favorables. Los efectos adversos más frecuentes incluyen infecciones de vías respiratorias altas, cefalea, rinorrea, diarrea y náuseas, así como fatiga y eccema para el secukinumab. Por otro lado, para el ixekizumab se detectaron casos frecuentes de infecciones del tracto respiratorio superior, infecciones por tiña y herpes simple mucocutáneo, además de náuseas y reacciones en el lugar de la inyección (10,11).

En la actualidad, las guías internacionales (EADV, AAD, NICE) recomiendan los inhibidores de IL-17 y IL-23 como tratamientos de primera línea para la psoriasis moderada-grave, dada su elevada eficacia, rapidez de acción y sostenibilidad del efecto. Asimismo, las terapias emergentes como los inhibidores orales de TYK2 (deucravacitinib) y los anticuerpos biespecíficos (dirigidos simultáneamente contra IL-17A y F, como bimekizumab) están consolidando un nuevo paradigma de tratamiento más personalizado, seguro y eficaz.

A pesar de todo, los datos de los ensayos clínicos deben interpretarse con cautela, ya que estas investigaciones suelen excluir pacientes con comorbilidades, aplican criterios de inclusión estrictos y se desarrollan en condiciones controladas. Por ello, los estudios en vida real que analizan la persistencia terapéutica ofrecen una visión más representativa de la efectividad y tolerabilidad a largo plazo de estos fármacos en la práctica clínica habitual (Tesis doctoral de Suárez Pérez, 2022).

1.3. PERSISTENCIA TERAPÉUTICA

El concepto de **persistencia terapéutica** se ha consolidado en los últimos años como un indicador complementario de la efectividad y la tolerabilidad de los tratamientos biológicos en condiciones reales de práctica clínica. Se define como el tiempo transcurrido desde el inicio de un tratamiento hasta su suspensión por cualquier causa, incluyendo falta de eficacia, efectos adversos, pérdida de adherencia, o motivos administrativos y personales (2). Refleja múltiples dimensiones, como la eficacia mantenida, los efectos adversos, la adherencia y la conveniencia del tratamiento. A diferencia de la eficacia observada en los ensayos clínicos, la persistencia refleja el comportamiento del fármaco en la vida real, integrando múltiples dimensiones: eficacia mantenida, seguridad, satisfacción del paciente, conveniencia posológica y factores contextuales del sistema sanitario. Su análisis se realiza mediante curvas de supervivencia (Kaplan-Meier) y modelos de regresión de Cox, permitiendo comparar la duración relativa de distintos tratamientos (1).

Diversos estudios observacionales y registros nacionales e internacionales (DERMBIO, BADBIR, PSOLAR, BIOBADADERM) han demostrado que la persistencia terapéutica de los biológicos de última generación, especialmente los inhibidores de IL-17 e IL-23, supera el 80 % al año de tratamiento. Los pacientes naïve muestran consistentemente mejores tasas de persistencia que aquellos previamente expuestos a otros biológicos.

Uno de los primeros análisis comparativos en condiciones de vida real fue el realizado por Egeberg et al. en Dinamarca, utilizando datos del registro nacional DERMBIO, una de las bases más amplias y consolidadas sobre tratamientos biológicos en psoriasis en Europa. Este estudio retrospectivo incluyó a pacientes con psoriasis en placas moderada a grave tratados con secukinumab o ixekizumab, con el objetivo de comparar su persistencia terapéutica y los factores asociados a la discontinuación del tratamiento en la práctica clínica habitual. Los resultados mostraron una mayor persistencia terapéutica con ixekizumab, especialmente entre los pacientes naïve a tratamientos biológicos. A los 12 meses de seguimiento, la tasa de discontinuación fue del 23,5 % en el grupo tratado con secukinumab, frente al 0 % en el grupo tratado con ixekizumab, lo que refleja una diferencia clínicamente relevante a favor de este último. En los pacientes previamente expuestos a dos o más biológicos, la persistencia fue inferior con ambos tratamientos, aunque ixekizumab mantuvo una ventaja significativa. Este hallazgo sugiere que la historia terapéutica previa constituye un factor determinante en la duración del tratamiento, y que los pacientes naïve suelen obtener una respuesta más sostenida y una mayor adherencia. En conjunto, el estudio de Egeberg et al. aporta evidencia temprana y consistente sobre la superioridad relativa de ixekizumab frente a secukinumab en persistencia terapéutica, reforzando la importancia de considerar el estado de tratamiento previo y las características del paciente al seleccionar el biológico más adecuado en la psoriasis moderada a grave (7).

En línea con estos hallazgos, el metaanálisis de Thomas et al. constituye uno de los estudios más amplios y actualizados sobre la persistencia terapéutica de los tratamientos biológicos para la psoriasis en condiciones de vida real. Este trabajo integró los resultados de 69 estudios observacionales que en conjunto incluyeron a más de 48.000 pacientes con psoriasis moderada a grave tratados con distintas clases de biológicos, permitiendo una comparación robusta entre los principales mecanismos de acción disponibles. El metaanálisis confirmó que los inhibidores de IL-17 e IL-23 presentan las tasas de persistencia más elevadas, superando el 80 % a los 12 meses de tratamiento, lo que refleja su alta eficacia sostenida y buena tolerabilidad en la práctica clínica habitual. Además, se observó que la persistencia era significativamente superior en pacientes naïve —aquellos sin exposición previa a biológicos—, lo que sugiere que iniciar el tratamiento con estas moléculas puede ofrecer una ventaja en términos de efectividad a largo plazo y adherencia. En el análisis comparativo, secukinumab e ixekizumab mostraron perfiles de persistencia sólidos y consistentes, aunque ligeramente inferiores a los observados con algunos inhibidores de IL-23, en particular guselkumab, que se posicionó como uno de los agentes con mayor duración terapéutica media. Este resultado podría explicarse por las diferencias en la frecuencia de administración, la farmacodinámica y la inmunogenicidad entre ambas familias de fármacos. Por otro lado, los motivos de discontinuación más frecuentes fueron la falta de eficacia (tanto primaria como secundaria) y los efectos adversos, si bien la incidencia de estos últimos fue baja y, en la mayoría de los casos, de carácter leve o moderado. El análisis no evidenció diferencias sustanciales en seguridad entre las distintas clases de biológicos, reforzando su perfil favorable en el tratamiento prolongado de la psoriasis. En conjunto, el estudio de Thomas et al. aporta evidencia sólida de que los inhibidores de IL-17 y IL-23 son opciones terapéuticas de alta durabilidad y efectividad real, respaldando su posición como tratamientos de referencia en las guías clínicas actuales para la psoriasis moderada a grave (4).

El estudio IL-PSO, llevado a cabo por Gisondi et al. en Italia, constituye uno de los análisis más amplios y representativos sobre la persistencia terapéutica de los inhibidores de IL-17 en la práctica clínica real. En él se evaluaron más de 5.900 tratamientos biológicos administrados a pacientes con psoriasis moderada a grave en distintos centros italianos, con un seguimiento prolongado de hasta cuatro años. Los resultados situaron a ixekizumab entre los fármacos con mayor persistencia terapéutica, alcanzando un 82,6 % a los 48 meses, incluso tras excluir las interrupciones motivadas por causas ajenas a la eficacia (como decisiones administrativas, eventos intercurrentes o cambios de protocolo). Por su parte, secukinumab también mostró resultados muy favorables, aunque ligeramente inferiores, confirmando en ambos casos el buen perfil de durabilidad y adherencia de los inhibidores de IL-17 en la vida real. El estudio identificó como principales factores asociados a una menor persistencia la exposición previa a otros biológicos, especialmente aquellos con diferente mecanismo de acción, y la falta de eficacia primaria o secundaria, que fue la causa más frecuente de discontinuación del tratamiento. Estos hallazgos refuerzan la evidencia de que los pacientes naïve —es decir, sin experiencia previa con biológicos— presentan tasas de persistencia superiores, posiblemente debido a una mejor respuesta inicial y menor riesgo de inmunogenicidad cruzada. En conjunto, los resultados del estudio IL-PSO respaldan el excelente comportamiento en vida real de los inhibidores de IL-17, y destacan particularmente a ixekizumab como una opción terapéutica sólida, duradera y eficaz, con una elevada satisfacción del paciente y un perfil de seguridad favorable en el manejo a largo plazo de la psoriasis moderada a grave (12).

Otros trabajos, como el de Bucur et al. en Rumanía, refuerzan estos resultados. Se trata de un estudio observacional retrospectivo en una cohorte de 255 pacientes adultos con psoriasis moderada a grave tratados con secukinumab o ixekizumab. La tasa de persistencia a los dos años fue del 88 % con ixekizumab, frente al 75 % en el grupo de secukinumab y a los cuatro años, las tasas fueron del 80 % y 67 %, respectivamente. Además, el análisis por subgrupos mostró que la persistencia terapéutica fue significativamente mayor en pacientes naïve con ambos fármacos, mientras que aquellos con exposición previa a biológicos o con enfermedades metabólicas (como obesidad o DM 2) tendieron a suspender el tratamiento antes. También se observó una respuesta clínica más rápida con ixekizumab, con puntuaciones medias de PASI mejores a los seis meses de tratamiento. Estos resultados refuerzan el papel de ixekizumab como una alternativa eficaz y sostenida en vida real, especialmente en pacientes sin tratamientos biológicos previos (13).

En un análisis retrospectivo basado en datos de práctica clínica real, Blauvelt et al. evaluaron el comportamiento a largo plazo de los inhibidores de IL-17 ixekizumab y secukinumab en una amplia cohorte de más de 1.400 pacientes con psoriasis moderada a grave tratados en distintos centros de Estados Unidos. El estudio, con un seguimiento de 24 meses, comparó la persistencia terapéutica, la adherencia al tratamiento y las tasas de discontinuación entre ambos fármacos, proporcionando evidencia relevante sobre su efectividad en condiciones reales de uso. Los resultados mostraron que ixekizumab presentó una mayor persistencia terapéutica global, con un riesgo de no persistencia un 20 % menor y un riesgo de discontinuación un 17 % inferior en comparación con secukinumab. Además, los pacientes tratados con ixekizumab mostraron una probabilidad significativamente más alta de mantener una adherencia elevada, lo que sugiere un mejor control sostenido de la enfermedad y una mayor satisfacción con el tratamiento. En cuanto a la duración media del tratamiento, se observó una diferencia de casi tres meses a favor de ixekizumab, lo que refuerza su comportamiento más estable a largo plazo. Estos resultados se mantuvieron tras el ajuste por variables demográficas y clínicas, como edad, sexo, índice de masa corporal y tratamientos biológicos previos, lo que añade robustez a las conclusiones. En conjunto, este estudio respalda el mayor rendimiento en vida real de ixekizumab frente a secukinumab en términos de persistencia y adherencia, destacando su papel como una opción terapéutica eficaz, sostenida y con buena tolerabilidad para el tratamiento a largo plazo de la psoriasis moderada a grave (14).

Estos resultados se ven respaldados por estudios recientes, en los que los investigadores hallaron una mediana de persistencia de 17,1 meses con secukinumab, presentando menor persistencia los pacientes con comorbilidades cardiovasculares y aquellos tratados previamente con fármacos biológicos (15). En un estudio posterior, observaron una persistencia superior al 90% con ixekizumab al año en una muestra de 22 pacientes, con rápida respuesta clínica (16) Asimismo, Tskhaashvili et al. reportaron en una cohorte de pacientes chinos con psoriasis moderada a grave tasas de persistencia terapéutica superiores al 80 % a los 12 meses tanto con secukinumab como con ixekizumab, lo que confirma la eficacia sostenida y buena tolerabilidad de ambos inhibidores de IL-17 en la práctica clínica real. El análisis también destacó el estado naïve —es decir, la ausencia de exposición previa a biológicos— como un predictor clave de mayor persistencia, observándose una duración del tratamiento significativamente más prolongada en estos pacientes frente a aquellos previamente tratados. Estos resultados refuerzan la consistencia del perfil de eficacia de los anti–IL-17 a nivel internacional y subrayan la importancia de iniciar la terapia biológica en etapas tempranas para optimizar la respuesta y la continuidad del tratamiento (17).

En el ámbito nacional, uno de los estudios más representativos sobre persistencia terapéutica en psoriasis en condiciones reales es el llevado a cabo por Ruiz-Villaverde et al., en el que se analizó una cohorte de alrededor de 300 pacientes tratados con secukinumab en varios hospitales públicos andaluces. Este trabajo destaca por ofrecer una visión práctica y detallada del uso del fármaco en la rutina asistencial diaria. Los autores observaron una tasa de persistencia superior al 85% a largo plazo, lo que pone de manifiesto no solo la eficacia sostenida del tratamiento, sino también su buen perfil de tolerabilidad. Además, el estudio resalta la utilización de pautas de dosificación individualizadas, ajustadas según las características clínicas y evolutivas de cada paciente, reflejando un abordaje flexible y centrado en la personalización terapéutica. Esta estrategia, basada en la experiencia directa de los equipos médicos y farmacéuticos, evidencia la importancia de adaptar el tratamiento a la realidad clínica de cada caso para favorecer la continuidad y adherencia. En conjunto, los resultados de este estudio aportan información valiosa sobre la efectividad y manejo de secukinumab en el entorno hospitalario español (18).

En una cohorte multicéntrica nacional, Daudén et al. analizaron a 384 pacientes con psoriasis moderada a grave tratados con secukinumab durante 24 meses, observando una supervivencia acumulada del 97,1 % a los 6 meses, 89,0 % al año, 81,1 % a los 18 meses y 74,3 % a los 24 meses. Estos resultados confirman la alta persistencia terapéutica del fármaco en condiciones de práctica clínica real y son consistentes con los datos comunicados en otros estudios europeos. El análisis identificó como factores asociados a menor persistencia la obesidad y la exposición previa a otros biológicos, especialmente cuando pertenecían a mecanismos de acción distintos. Este hallazgo coincide con la evidencia previa que señala que la obesidad puede alterar la farmacocinética de los biológicos, reduciendo su concentración efectiva y favoreciendo una respuesta subóptima, mientras que el uso previo de otros agentes refleja habitualmente una mayor refractariedad terapéutica. Por el contrario, la presencia de artritis psoriásica se asoció con una mayor duración del tratamiento, probablemente debido al beneficio clínico dual de secukinumab sobre las manifestaciones cutáneas y articulares. En conjunto, el estudio respalda el buen perfil de efectividad y tolerabilidad de secukinumab en vida real, y subraya la importancia de considerar factores clínicos y metabólicos —como el IMC o el historial biológico previo— para optimizar la persistencia terapéutica y la personalización del tratamiento (19).

De forma complementaria, Torres et al. realizaron un estudio multicéntrico europeo que incluyó 330 pacientes con psoriasis moderada a grave tratados con secukinumab en 11 centros de distintos países, entre ellos varios hospitales españoles. A los 12 meses, la persistencia terapéutica alcanzó el 83 %, y a los 18 meses se mantuvo en 78,8 %, lo que confirma la durabilidad y estabilidad del tratamiento en un entorno de práctica clínica real. La principal causa de discontinuación fue la ineficacia (6,7 %), seguida en menor medida por eventos adversos leves o decisiones médicas no relacionadas con la seguridad. El estudio también observó una menor persistencia en pacientes con un índice de masa corporal (IMC) elevado y en aquellos con múltiples tratamientos biológicos previos, lo que sugiere que tanto la obesidad como la exposición acumulada a otros biológicos pueden influir negativamente en la duración del tratamiento. Estos hallazgos refuerzan la evidencia de que factores metabólicos y la experiencia terapéutica previa son determinantes clave en la respuesta sostenida y adherencia a secukinumab, destacando la necesidad de un enfoque personalizado en el manejo de la psoriasis en vida real (20).

Finalmente, la tesis doctoral de Suárez Pérez, basada en pacientes tratados en un hospital andaluz, evaluó el impacto de variables como el sexo, el IMC, el estado naïve, la presencia de artritis psoriásica y el número de tratamientos previos. Sus resultados confirmaron que la persistencia era significativamente mayor en pacientes naïve y con artritis psoriásica, y que el fallo secundario era el motivo más frecuente de discontinuación. Aunque la obesidad no mostró una asociación estadísticamente significativa, sí se observó una tendencia hacia menor persistencia en pacientes con IMC >30.

Dado que las diferencias observadas entre estudios pueden estar condicionadas por factores locales (perfil del paciente, políticas de acceso, decisiones terapéuticas), resulta especialmente relevante generar evidencia contextualizada, que refleje la realidad de cada entorno asistencial (21). Además, los debates metodológicos recientes sobre la validez de los diseños retrospectivos han puesto en valor la utilidad de este tipo de estudios para identificar patrones de uso en condiciones reales (22,23).

1.4. JUSTIFICACIÓN

En este contexto, comparar la persistencia terapéutica de secukinumab e ixekizumab en condiciones reales no solo resulta pertinente desde un punto de vista científico, sino también especialmente valioso en el marco asistencial actual. En los hospitales de tercer nivel, el manejo de los tratamientos biológicos se realiza cada vez más en entornos multidisciplinares, donde la colaboración entre profesionales es esencial para garantizar un uso adecuado y eficiente de estos recursos. Desde la farmacia hospitalaria, el seguimiento de estos tratamientos va más allá de la dispensación: incluye la evaluación conjunta con los clínicos en comités de decisión terapéutica, el acompañamiento farmacoterapéutico desde la consulta de atención farmacéutica, y la monitorización continuada de la efectividad y tolerabilidad en cada paciente.

Contar con datos propios sobre la duración real de uso de estos fármacos en la población atendida permite no solo mejorar la calidad de las decisiones compartidas, sino también anticipar factores de riesgo de suspensión, valorar adecuadamente la adherencia y contribuir a una gestión más racional e individualizada del tratamiento biológico. Así, este estudio se enmarca en una práctica asistencial donde la evidencia generada localmente puede tener un impacto directo en la optimización de la terapia y en la mejora de los resultados en salud.

2. HIPÓTESIS Y OBJETIVOS

Existen diferencias en la persistencia terapéutica entre secukinumab e ixekizumab en pacientes con psoriasis moderada a grave tratados en condiciones de práctica clínica habitual. Asimismo, factores clínicos y demográficos como la edad, el sexo, el estado naïve y la presencia de comorbilidades pueden influir en la duración del tratamiento con dichos fármacos.

Objetivo general: Comparar la persistencia terapéutica de secukinumab e ixekizumab en pacientes con psoriasis en un hospital de tercer nivel, en condiciones de práctica clínica real.

Objetivos específicos:

- Describir las características basales de la cohorte de estudio (edad, sexo, IMC, comorbilidades, tratamientos previos).
- Determinar la tasa de persistencia al tratamiento con secukinumab e ixekizumab a los 6, 12 y 24 meses en pacientes con psoriasis, es decir, el porcentaje de pacientes que continúan en tratamiento en esos tres puntos de corte. Para calcularlas se utilizarán las curvas Kaplan-Meier.
- Comparar la duración del tratamiento con secukinumab e ixekizumab mediante el análisis de la mediana de tiempo hasta la discontinuación
- Identificar factores clínicos asociados a discontinuación.
- Detectar posibles comorbilidades asociadas a fracaso terapéutico.

- Evaluar las diferencias de persistencia en pacientes naïve a tratamiento biológico frente a aquellos previamente expuestos a biológicos.

3. METODOLOGÍA

3.1. DISEÑO

Se trata de un estudio observacional, retrospectivo, longitudinal y unicéntrico, llevado a cabo en un hospital de tercer nivel. Se recogerán datos clínicos y farmacológicos de pacientes diagnosticados de psoriasis en placas y tratados con secukinumab o ixekizumab.

El período de estudio abarcará desde la introducción de estos tratamientos en la práctica asistencial del centro, en 2017, hasta octubre de 2024.

El inicio y fin del tratamiento se determinarán a partir de las dispensaciones registradas por el Servicio de Farmacia Hospitalaria (SFH), considerándose como fecha de inicio la primera dispensación de secukinumab o ixekizumab, y como fecha de finalización la última dispensación previa a una interrupción definitiva o a un cambio de tratamiento.

Además, se consultarán las historias clínicas electrónicas para obtener datos adicionales sobre características basales, comorbilidades, ajustes de duración de tratamiento y motivos de discontinuación. La persistencia terapéutica se medirá en meses, desde la fecha de inicio hasta el final del tratamiento o el cierre del seguimiento.

3.2. SUJETOS

Criterios de inclusión:

Se incluirán pacientes adultos (≥ 18 años) con diagnóstico confirmado de psoriasis en placas moderada o grave, con o sin afectación articular (artritis psoriásica), validado mediante informes clínicos y registros del Servicio de Dermatología. Todos los pacientes deben haber iniciado tratamiento con secukinumab o ixekizumab entre enero de 2017 y octubre de 2024. Se requerirá un seguimiento mínimo de seis meses desde el inicio del tratamiento o hasta su discontinuación definitiva, al considerarse un periodo clínicamente adecuado para evaluar la persistencia inicial.

Criterios de exclusión:

Se excluirán pacientes tratados con secukinumab o ixekizumab por indicaciones distintas a la psoriasis o la artritis psoriásica (como espondilitis anquilosante, hidradenitis supurativa u otras patologías fuera de ficha técnica) y aquellos con datos incompletos que impidan el análisis fiable de la persistencia terapéutica.

3.3. VARIABLES DE ESTUDIO Y RECOGIDA DE ESTAS

Variable principal

Persistencia terapéutica, definida como el tiempo, en meses, transcurrido desde la fecha de inicio del tratamiento hasta su discontinuación por cualquier causa, cambio de fármaco o finalización del seguimiento.

Variables secundarias

- Variables demográficas: edad (en años), sexo, IMC.
- Variables clínicas:

- Presencia de comorbilidades (HTA, DLP, DM 2, obesidad, síndrome ansioso-depresivo)
- Presencia de artritis psoriásica asociada.
- Estado naïve: definido como la ausencia de exposición previa a tratamientos biológicos.

- Variables relacionadas con el tratamiento:
  - Fecha de inicio y fin del tratamiento.
  - Motivo de discontinuación:
    - Fallo primario (ausencia de respuesta inicial).
    - Fallo secundario (pérdida de eficacia a largo plazo).
    - Efectos adversos.
    - Pérdida de seguimiento.
    - Muerte por otra causa.
    - Otros (decisión del paciente, deseo gestacional…)

Fuente de datos

Toda la información será recogida a partir de la historia clínica electrónica del hospital (Selene®) y del sistema de gestión del SFH (SAVAC®), mediante la herramienta Excel®.

3.4. ANÁLISIS DE DATOS

Antes de empezar con el análisis estadístico, se revisará la base de datos para detectar valores ilógicos o errores de transcripción o codificación.

En primer lugar, se realizará un **análisis descriptivo**, presentando las características basales de la cohorte mediante frecuencias absolutas y relativas y porcentajes para variables cualitativas. Las variables cuantitativas se describirán mediante la media y la desviación estándar si siguen una distribución normal, o mediante la mediana y el rango intercuartílico si la distribución es no normal. La normalidad se evaluará mediante el test de Kolmogorov-Smirnov (o Shapiro-Wilk si la muestra es pequeña).

Posteriormente, se llevará a cabo la **estadística inferencial**.

Para la comparación de variables entre los grupos de tratamiento (secukinumab vs ixekizumab), se emplearán pruebas estadísticas adecuadas al tipo y distribución de las variables:

- Variables cualitativas: se compararán mediante la prueba de chi-cuadrado o, en su defecto, el test exacto de Fisher, cuando los recuentos esperados sean bajos.
- Variables cuantitativas:
  - Si siguen una distribución normal: se utilizará la prueba t de Student para muestras independientes.
  - Si no siguen distribución normal: se aplicará la prueba de Mann–Whitney U.

Para el análisis de persistencia terapéutica:

- Se utilizarán las curvas de supervivencia de Kaplan-Meier para estimar la tasa de persistencia a los 6, 12 y 24 meses y la mediana de persistencia en cada grupo (secukinumab e ixekizumab).
- La comparación entre ambos grupos se realizará mediante el test log-rank.

Además, se aplicará un **modelo multivariable de regresión de Cox** para identificar factores clínicos y demográficos asociados a la discontinuación del tratamiento. Las variables incluidas en el modelo serán aquellas que, en el análisis univariante, presenten una asociación con un valor de $p < 0,1$ o que tengan relevancia clínica.

Se considerarán resultados estadísticamente significativos aquellos con un valor de $p < 0,05$.

El análisis se llevará a cabo utilizando el software estadístico IBM SPSS Statistics 23®.

3.5. DIFICULTADES Y LIMITACIONES

Este estudio presenta las limitaciones inherentes a su diseño observacional retrospectivo, como el posible sesgo de información derivado de registros incompletos o errores en la documentación clínica. Asimismo, puede producirse pérdida de datos relevantes para el análisis, especialmente en variables clínicas no sistemáticamente registradas.

La duración del seguimiento no será homogénea para todos los pacientes, lo que podría limitar la capacidad para detectar diferencias en persistencia a largo plazo. Además, al tratarse de un estudio unicéntrico, los resultados pueden no ser generalizables a otros contextos asistenciales con características diferentes.

Por último, dado que no se trata de un diseño experimental, no es posible establecer relaciones causales entre las variables analizadas, sino únicamente asociaciones.

3.6. PLAN DE TRABAJO

El trabajo se desarrollará en un periodo estimado de 10 meses, dividido en varias fases:

Fase 1: Revisión bibliográfica (2 meses).

- Revisión bibliográfica de literatura científica en bases de datos (PubMed, Scopus, Cochrane) con palabras clave y términos MeSH

(Medical Subject Headings). Realización de búsqueda en cadena a partir de la bibliografía de artículos seleccionados.

- Lectura crítica y organización de la información.

Fase 2: Diseño metodológico (1 mes).

- Definición del diseño del estudio.
- Establecimiento de criterios de inclusión y exclusión.
- Selección y definición de variables.
- Diseño de la hoja de recogida de datos.

Fase 3: Solicitud de autorizaciones (2 meses).

- Tramitación de permisos con el Comité Ético.

Fase 4: Recogida de datos (3 meses).

- Extracción de datos clínicos y farmacológicos de las historias clínicas y registros de dispensación de farmacia.

Fase 5: Análisis estadístico (1 mes).

- Tratamiento y análisis de los datos mediante el programa estadístico.

Fase 6: Redacción del documento final (1 mes).

- Redacción del artículo: introducción, hipótesis y objetivos, metodología, resultados, discusión y conclusiones.
- Elaboración de bibliografía (normas Vancouver).

Fase 7: Revisión final y presentación

- Revisión final por el tutor/a.
- Incorporación de correcciones y entrega definitiva.

3.7. ASPECTOS ÉTICOS

Este estudio se llevará a cabo de acuerdo con los principios éticos recogidos en la Declaración de Helsinki y la normativa vigente sobre protección de datos personales (Reglamento (UE) 2016/679 y Ley Orgánica 3/2018 de Protección de Datos Personales y garantía de los derechos digitales).

Al tratarse de una investigación de tipo observacional retrospectiva, sin intervención sobre la práctica clínica habitual ni recogida prospectiva de información, no se requerirá el consentimiento informado individual. La información clínica se obtendrá exclusivamente de fuentes institucionales ya existentes (historia clínica electrónica y registros farmacéuticos), y se garantizará la anonimización completa de los datos, de forma que no sea posible identificar directa ni indirectamente a los pacientes.

El protocolo será evaluado y aprobado por el Comité de Ética de la Investigación con medicamentos (CEIm) del área sanitaria correspondiente, conforme a lo establecido en el Real Decreto 957/2020, de estudios observacionales con medicamentos.

3.8. ACCESO DIRECTO A LOS DATOS Y DOCUMENTOS FUENTE

El acceso a los datos clínicos y farmacoterapéuticos se realizará exclusivamente a través de la historia clínica electrónica y de los registros de farmacia hospitalaria del centro. Únicamente el investigador principal y los investigadores colaboradores autorizados tendrán acceso a esta información, siempre en el marco de sus funciones en el estudio. El investigador y el centro garantizarán el acceso directo a los datos o documentos fuente al personal autorizado por el promotor, a las autoridades sanitarias (Agencia Española de Medicamentos y Productos

Sanitarios), y al Comité Ético de Investigación Clínica, cuando lo precisen.

3.9. MANEJO DE LOS DATOS Y ARCHIVO DE LOS REGISTROS

Los datos de los pacientes se recogerán en un cuaderno de recogida de datos (CRD) electrónico, diseñado específicamente para el estudio. El investigador principal o un subinvestigador autorizado será responsable de garantizar la exactitud, coherencia e integridad de los datos introducidos, revisando y validando la información registrada.

Una vez que la base de datos se considere completa y exacta, se procederá a su cierre y bloqueo, no permitiéndose modificaciones posteriores salvo mediante procedimientos de auditoría preestablecidos.

El archivo de todos los documentos relevantes relacionados con el estudio (protocolo, bases de datos, correspondencia con el CEIm, etc.) se llevará a cabo de acuerdo con los requisitos de las Buenas Prácticas Clínicas (ICH-GCP), la Directiva 2005/28/CE de la Comisión Europea, y la legislación nacional aplicable en materia de investigación biomédica y protección de datos.

3.10. PROTECCIÓN DE LOS DATOS

Los datos serán incluidos en una base de datos que deberá cumplir con el Reglamento (UE) 679/2016, de 27 de abril, Reglamento General de Protección de Datos (RGPD), y con la Ley Orgánica 3/2018, de 5 de diciembre, de Protección de Datos Personales y garantía de los derechos digitales (LOPDGDD). Asimismo, la transmisión de dichos datos se realizará con las medidas de seguridad adecuadas en cumplimiento de la normativa aplicable.

Durante la documentación y el análisis, los pacientes estarán identificados únicamente por un código individual, mientras que todos los datos identificativos serán mantenidos en secreto por el investigador principal.

Los investigadores están obligados a custodiar todos los datos del estudio y la información confidencial y a utilizarlos únicamente en el marco de este proyecto. El material del estudio o la información generada no estará disponible para terceros, salvo para los representantes autorizados del CEIm o de las autoridades regulatorias competentes, siempre bajo garantías de confidencialidad.

3.11. CONSENTIMIENTO INFORMADO

Al tratarse de un estudio observacional retrospectivo, basado únicamente en datos ya registrados en la historia clínica y en farmacia hospitalaria, no se solicitará consentimiento informado individual. Se pedirá al CEIm la exención, dado que el estudio implica riesgo mínimo, los datos se tratarán de forma anonimizada y resulta inviable contactar de manera retrospectiva con todos los pacientes.

3.12. POLITICA DE PUBLICACIONES

Los resultados del estudio serán divulgados en su totalidad, independientemente de que los hallazgos sean positivos, negativos o neutros, garantizando la transparencia y evitando sesgos de publicación. Se enviarán a revistas científicas especializadas y podrán presentarse en congresos del área.

La autoría seguirá las recomendaciones del International Committee of Medical Journal Editors (ICMJE), limitándose a quienes hayan realizado una contribución sustancial al estudio. En todo caso, se respetarán las normativas éticas y de protección de datos, preservando la confidencialidad de los pacientes.

3.13. APLICABILIDAD Y UTILIDAD PRÁCTICA DE LOS RESULTADOS PREVISIBLES

Se espera que este estudio aporte información clínicamente relevante sobre la persistencia terapéutica de secukinumab e ixekizumab en condiciones reales de práctica asistencial.

El conocimiento de la duración del tratamiento en pacientes con psoriasis moderada o grave, así como de los factores asociados a una mayor o menor persistencia, puede resultar de gran utilidad para los equipos clínicos a la hora de seleccionar el biológico más adecuado en función del perfil del paciente, especialmente en contextos donde existen múltiples alternativas terapéuticas.

Además, disponer de datos propios del centro permitirá optimizar el seguimiento farmacoterapéutico desde los SFH, identificar pacientes con riesgo de fracaso precoz y contribuir a una gestión más eficiente de los recursos sanitarios. La integración de esta información en la práctica clínica puede facilitar la toma de decisiones individualizadas y coste-efectivas.

Asimismo, los resultados podrían servir como base para futuras investigaciones multicéntricas o comparativas, o para diseñar estrategias de mejora en la adherencia y el acompañamiento de pacientes tratados con biológicos.

4. CONCLUSIONES

1. Este trabajo plantea un estudio observacional retrospectivo, unicéntrico y longitudinal, cuyo objetivo principal es comparar la persistencia terapéutica de secukinumab e ixekizumab en pacientes con psoriasis moderada a grave tratados en un hospital de tercer nivel en condiciones de práctica clínica habitual.
2. La utilización de los registros de dispensación del SFH, junto con la historia clínica electrónica, permitirá una recogida de datos precisa y objetiva sobre la duración del tratamiento, proporcionando una medida fiable de la persistencia terapéutica.
3. El análisis de la persistencia en vida real representa una herramienta útil para evaluar la efectividad mantenida y la tolerabilidad de los tratamientos biológicos más allá de los ensayos clínicos, ofreciendo una perspectiva más ajustada a la realidad asistencial.
4. Identificar los factores clínicos y demográficos asociados a la discontinuación, como el estado naïve, la presencia de comorbilidades o la afectación articular, permitirá optimizar la selección terapéutica en función del perfil del paciente, favoreciendo un abordaje más individualizado.
5. Los resultados esperados de este estudio podrán contribuir a mejorar la toma de decisiones clínicas, optimizar la asignación de recursos farmacoterapéuticos y avanzar hacia estrategias de tratamiento más personalizadas y sostenibles.
6. Finalmente, esta investigación generará evidencia local de utilidad para el entorno hospitalario, aportando una base sólida para futuras líneas de investigación centradas en la efectividad comparada y en la evaluación de resultados en salud en pacientes con psoriasis.

5. BIBLIOGRAFÍA

1. Suárez Pérez JA. Análisis de supervivencia de terapia biológica en pacientes con psoriasis moderada-grave [Internet] [http://purl.org/dc/dcmitype/Text]. Universidad de Málaga; 2017 [cited 2025 Apr 15]. Available from: https://dialnet.unirioja.es/servlet/tesis?codigo=242348

2. Arnold T, Herr R, Fischer JE, Goerdt S, Peitsch WK. Tasas de supervivencia del fármaco y motivos para el abandono del fármaco en psoriasis. 2016;

3. Menter A, Strober BE, Kaplan DH, Kivelevitch D, Prater EF, Stoff B, et al. Joint AAD-NPF guidelines of care for the management and treatment of psoriasis with biologics. J Am Acad Dermatol. 2019 Apr;80(4):1029–72.

4. Thomas SE, Barenbrug L, Hannink G, Seyger MMB, de Jong EMGJ, van den Reek JMPA. Drug Survival of IL-17 and IL-23 Inhibitors for Psoriasis: A Systematic Review and Meta-Analysis. Drugs. 2024 May;84(5):565–78.

5. Langley RG, Elewski BE, Lebwohl M, Reich K, Griffiths CEM, Papp K, et al. Secukinumab in Plaque Psoriasis — Results of Two Phase 3 Trials. New England Journal of Medicine. 2014 Jul 24;371(4):326–38.

6. Langley RG, Sofen H, Dei-Cas I, Reich K, Sigurgeirsson B, Warren RB, et al. Secukinumab long-term efficacy and safety in psoriasis through to year 5 of treatment: results of a randomized extension of the phase III ERASURE and FIXTURE trials. Br J Dermatol. 2023 Feb 10;188(2):198–207.

7. Egeberg A, Bryld LE, Skov L. Drug survival of secukinumab and ixekizumab for moderate-to-severe plaque psoriasis. J Am Acad Dermatol. 2019 Jul;81(1):173–8.

8. Gordon KB, Blauvelt A, Papp KA, Langley RG, Luger T, Ohtsuki M, et al. Phase 3 Trials of Ixekizumab in Moderate-to-Severe Plaque Psoriasis. N Engl J Med. 2016 Jul 28;375(4):345–56.

9. Gooderham MJ, Elewski B, Augustin M, Iversen L, Torii H, Burge R, et al. Effect of Ixekizumab on Patient Reported Outcomes and Quality of Life in Patients With Moderate-to-Severe Plaque Psoriasis:

5-Year Results from the UNCOVER-1 and -2 Studies. J Drugs Dermatol. 2021 Apr 1;20(4):394–401.

10. :: CIMA ::. FICHA TECNICA COSENTYX 150 MG SOLUCION INYECTABLE EN PLUMA PRECARGADA [Internet]. [cited 2025 Jul 14]. Available from: https://cima.aemps.es/cima/dochtml/ft/114980004/FT_114980004.html#4.8

11. :: CIMA ::. FICHA TECNICA TALTZ 80 mg SOLUCION INYECTABLE EN JERINGA PRECARGADA [Internet]. [cited 2025 Jul 14]. Available from: https://cima.aemps.es/cima/dochtml/ft/1151085004/FT_1151085004.html#4.8

12. Gargiulo L, Ibba L, Malagoli P, Balato A, Bardazzi F, Burlando M, et al. Drug survival of IL-12/23, IL-17 and IL-23 inhibitors for moderate-to-severe plaque psoriasis: a retrospective multicenter real-world experience on 5932 treatment courses – IL PSO (Italian landscape psoriasis). Front Immunol. 2024 Jan 11;14:1341708.

13. Bucur S, Serban ED, Ileanu BV, Costache RS, Nicolescu AC, Constantin T, et al. Effectiveness and Drug Survival of Ixekizumab and Secukinumab in Patients with Moderate to Severe Plaque Psoriasis: Real-World Data from Bucharest, Romania. Psoriasis (Auckl). 2024;14:79–86.

14. Blauvelt A, Shi N, Somani N, Burge R, Zhu B, Ridenour TL, et al. Comparison of two-year treatment adherence, persistence, discontinuation, reinitiation, and switching between psoriasis patients treated with ixekizumab or secukinumab in real-world settings. J Am Acad Dermatol. 2022 Mar;86(3):581–9.

15. Lee EB, Reynolds KA, Pithadia DJ, Wu JJ. Drug survival of secukinumab for moderate-to-severe plaque psoriasis. Br J Dermatol. 2018 Jul;179(1):222.

16. Lee EB, Pithadia DJ, Reynolds KA, Reddy SP, Egeberg A, Wu JJ. Real-world drug survival of ixekizumab for psoriasis. J Am Acad Dermatol. 2019 Jul;81(1):270–2.

17. Tskhvarashvili G, Aher K, Sveide I, Katus U, Westerlund A, Hoti F, et al. Persistence of advanced systemic pharmacological treatment of moderate-to-severe psoriasis among bio-naïve patients—A retrospective register-based cohort study in Finland and Sweden.

Journal of the European Academy of Dermatology and Venereology. 2025;39(S1):50–64.

18. Ruiz-Villaverde R, Rodriguez-Fernandez-Freire L, Galán-Gutierrez M, Armario-Hlta JC, Martinez-Pilar L. Drug survival, discontinuation rates, and safety profile of secukinumab in real-world patients: a 152-week, multicenter, retrospective study. Int J Dermatol. 2020 May;59(5):633–9.

19. Daudén E, de Lima GPG, Armesto S, Herrera-Acosta E, Vidal D, Villarasa E, et al. Multicenter Retrospective Study of Secukinumab Drug Survival in Psoriasis Patients in a Daily Practice Setting: A Long-Term Experience in Spain. Dermatol Ther (Heidelb). 2021 Dec;11(6):2207–15.

20. Torres T, Balato A, Conrad C, Conti A, Dapavo P, Ferreira P, et al. Secukinumab drug survival in patients with psoriasis: A multicenter, real-world, retrospective study. J Am Acad Dermatol. 2019 Jul;81(1):273–5.

21. Schmitt-Egenolf M, Freilich J, Stelmaszuk-Zadykowicz NM, Apol E, Hansen JB, Levin LÅ. Drug Persistence of Biologic Treatments in Psoriasis: A Swedish National Population Study. Dermatol Ther (Heidelb). 2021 Dec;11(6):2107–21.

22. Comment on "Drug survival of secukinumab and ixekizumab for moderate-to-severe plaque psoriasis" - ClinicalKey [Internet]. [cited 2025 Apr 14]. Available from: https://www.clinicalkey.es/#!/content/1-s2.0-S0190962219308850

23. Egeberg A, Bryld LE, Skov L. Reply to: 'Comment on "Drug survival of secukinumab and ixekizumab for moderate-to-severe plaque psoriasis"'. J AM ACAD DERMATOL [Internet]. 2021 Dec [cited 2025 Jul 5];85(6). Available from: https://research.regionh.dk/en/publications/reply-to-comment-on-drug-survival-of-secukinumab-and-ixekizumab-f

FSC
www.fsc.org
MIX
Papier | Fördert gute Waldnutzung
FSC® C083411

Kolibri 360 GmbH
Ferdinand-Jühlke-Straße 7
99095 Erfurt, Deutschland
produktsicherheit@kolibri360.de

Druck:
CPI Druckdienstleistungen GmbH
im Auftrag der
Kolibri 360 GmbH
Ferdinand-Jühlke-Str. 7
99095 Erfurt